AF315954

LA SCILLITINE

SON ACTION THÉRAPEUTIQUE

Comparée à l'action

Des préparations ordinaires de la SCILLE

PAR

MANDET, pharmacien à Tarare.

Lauréat grand Prix de l'Académie des Sciences

médaille d'honneur décernée par

L'EMPEREUR NAPOLÉON III

PARIS.

DÉPOT GÉNÉRAL DES PRÉPARATIONS DE SCILLITINE

A LA PHARMACIE

RUE COQUILLIÈRE, 23.

et dans les principales pharmacies de
France et de l'Étranger.

AVIS

On reconnaîtra la pureté de notre Scillitine à sa parfaite solubilité dans l'alcool, tandis que le produit impur que le commerce livre pour de la Scillitine est insoluble dans ce véhicule.

SCILLITINE DE MANDET

Dose : dix à vingt centigrammes par jour.

SIROP DE SCILLITINE DE MANDET

Nommer ce sirop, c'est rappeler aux médecins le remède le plus efficace qu'ils connaissent pour combattre les hydropisies, les infiltrations cellulaires, les catarrhes chroniques, les asthmes et les troubles de la circulation.

La dose pour adulte est de deux à trois cuillerées à soupe par jour, étendues dans une tasse de tisane nitrée.

Pilules de Scillitine de Mandet.

Ces Pilules sont destinées à remplacer le Sirop lorsque le médecin le juge convenable. C'est un changement de forme qui chez certains malades, trouvera de très heureuses applications.

La dose pour adulte est de six à huit par jour.

Le flacon de Sirop de Scillitine............ 3 fr.
Le flacon de Pilules........................ 3 fr.

LA SCILLITINE

SON ACTION THÉRAPEUTIQUE

COMPARÉE A L'ACTION

Des préparations ordinaires
De La SCILLE.

Par M. A. MANDET, *pharmacien*

A TARARE.

Lauréat, grand prix de l'Académie des Sciences

Médaille d'honneur décernée par l'Empereur

NAPOLÉON III.

———————

Nous avions raison de préjuger l'accueil favorable que le corps médical réservait à la scillitine. Les praticiens observateurs et amis du progrès n'ont pas tardé à accepter ce médicament comme le plus sûr et le plus puissant auxiliaire dans le traitement des maladies de l'appareil respiratoire, des voies urinaires et de la circulation. Aussi, la Scille voit-elle, chaque jour, son principe actif

1862

remplacer avec un avantage marqué ses in-
fidèles ou périlleuses préparations.

Nous avons démontré que le développement
du principe actif de la scille est soumis à une
loi d'élection; il ne saurait en être autrement :
les premières squames desséchées sont inertes,
celles du centre, formées en partie de princi-
pes muqueux, sont sans valeur, et la scillitine
réside uniquement dans les squames inter-
médiaires et n'acquiert son état d'élaboration
complète que dans certaines conditions de
maturité. Ces conditions et cette loi d'élection
étant méconnues dans toutes les formules
traditionnelles des préparations de scille, doit-
on s'étonner de leur insuccès et des accidents si
fréquents qu'elles déterminent. On ne peut
sérieusement compter sur un médicament
composé de parties tantôt inertes, tantôt actives
provenant d'une plante qui le plus souvent
est récoltée avant son degré de maturité.

Que le hasard veuille qu'une préparation
de scille soit faite avec telle ou telle de ces
parties, elle sera impuissante ou trop active ;
car il est plus que probable que dans l'espèce
de docimasie pharmaceutique à laquelle
on a soumis cette plante dans l'étude pri-
mitive de son action médicale, on a dû opé-

rer indistinctement sur toutes ses parties à la fois. Ceci donné, on doit naturellement conclure que le manque d'identité du médicament conduit le médecin à supposer une marche fatale dans la maladie qu'il veut combattre ou à se croire en présence de conditions idiosyncrasiques exceptionnelles.

En admettant que la préparation scillitique se trouve dans les conditions les plus désirables, on voit néanmoins se produire après l'administration de la scille, des effets d'un ordre perturbateur, tels que sensations pénibles dans la région épigastrique, perte de l'appétit, nausées, coliques, vomissements, déjections alvines, etc. Or, ces désordres pathologiques, étrangers à la maladie, alarmant la prudence du médecin et décourageant le malade, sont dus au principe éminemment toxique de la scille que nous avons isolé et désigné à la science sous le nom de Skulléine.

En présence de faits semblables, on ne sera plus surpris de voir certains auteurs placer la scille au rang des substances émétiques et purgatives, et, si les praticiens ne peuvent obtenir une action diurétique de cette plante, même prise dans les meilleures conditions qu'au prix d'accidents morbides ; dans l'état actuel de la science on est en droit d'affirmer, sans blesser aucune croyance médicale, que l'usage de la scille et de ses préparations n'est rationnel pour personne.

Si les travaux des chimistes qui, avant nous, ont cherché à isoler le principe actif de la scille, n'ont donné qu'un résultat négatif pour la pratique médicale, et n'ont pu dégager la scillitine de ce bulbe, ils ont toutefois constaté l'existence d'un principe délétère, et avancé la solution d'une des deux inconnues du problème, savoir de la *Skulléine*.

L'expérience nous ayant appris que la scillitine ne peut être isolée que lorsque l'oignon de scille est en parfaite maturité, c'est en Afrique que nous faisons opérer en temps opportun la récolte de ce bulbe. Soumise à l'état frais à l'action de nos procédés, la scille cède la scillitine, douée de toute sa puissance diurétique et sédative. La vapeur déterminant la dissociation des parties constitutives de cette plante, on obtient facilement l'élimination de la skulléine, principe irritant et véné-neux. D'un autre côté, l'emploi du charbon, signalé par l'éminent professeur de l'académie de médecine, M. Chevallier, nous permet de recueillir et d'offrir à la pratique médicale la scillitine identique dans sa nature, fidèle dans son emploi et d'une innocuité relative, rare. En effet, la scillitine ignorée jusqu'ici, sortie de nos laboratoires, ne fait naître aucun des désordres qui accompagnent l'usage de la scille et de ses préparations ordinaires.

Prescrite à la dose de dix à vingt centigrammes, sous forme de sirop ou de pilules, elle produit des effets thérapeutiques scientifiquement constatés, soit comme diurétique, soit comme expectorant, soit comme sédatif de la circulation. Aussi, bien supérieure à toutes les préparations de scille, la scillitine, dans les diverses hydropisies, diminue la sérosité du sang, donne plus d'énergie à l'absorption veineuse ou lymphatique, et par là, fait bientôt disparaître les épanchements séreux les plus considérables. Son action sur l'organe pulmonaire accroît l'énergie de son tissu, et en favorisant l'expectoration, elle dissipe la congestion qui entretenait une sécrétion fâcheuse. Dans les affections du cœur, présidant au grand acte de la circulation, elle ralentit l'activité pathologique du sang en rétablissant l'endosmose et en équilibrant les diverses sécrétions. Son action sédative plus constante que celle de la digitale n'a pas, comme cette dernière plante, l'inconvénient de se localiser et de troubler souvent les fonctions digestives. En un mot, la scillitine résume toutes les propriétés de la scille et les décuple sans en présenter l'infidélité et les dangers.

Mode d'administration.

La scillitine, que nous livrons en nature sous notre cachet, se prescrit à la dose de dix à vingt centigrammes par jour.

Chaque cuillerée de sirop correspond à cinq centigrammes de scillitine pure, il se prend à la dose de 2 à 3 cuillerées à bouche par jour.

Chaque pilule contient 2 centigrammes de scillitine ; on les prescrit à la dose de 6 à 8 par jour.

OBSERVATIONS MÉDICALES ET THÉRAPEUTIQUES.

Voici comment s'exprime la REVUE MÉDICALE, *dans son numéro du 15 septembre 1852 :*

Contrairement à d'autres journaux de médecine, la *Revue médicale* se fait un vrai plaisir de consigner les découvertes et les idées nouvelles qui viennent de la province enrichir la science et en multiplier les ressources. En un mot, nous ne croyons pas aveuglément au monopole de Paris, et nous avons nos raisons pour cela.

Après avoir fait connaître aux praticiens les nouvelles

préparations de manganèse de M. Burin du Buisson, de Lyon, nous devons faire connaître la préparation de *Scillitine* de M. MANDET, de Tarare.

La Scille, dont l'efficacité reconnue rappelle les travaux de Pythagore, est arrivée jusqu'à nous avec les meilleures recommandations.

Les infiltrations cellulaires, les hydropisies diverses, certaines affections de l'appareil respiratoire et des voies urinaires, sont encore traitées au moyen de cet agent précieux. M. MANDET, pharmacien, a eu l'heureuse idée d'en extraire à la fois le principe actif et de le dépouiller de l'élément irritant qui empêchait son administration dans la plupart des cas. Tous les pharmacologistes s'accordent aujourd'hui sur ce point, que la Scille serait un médicament précieux si on parvenait à neutraliser l'action topique qu'elle exerce sur les muqueuses gastriques. La préparation de M. MANDET est venue résoudre le problème. La *Scillitine* extraite par son procédé ne conserve rien de la substance âcre et résineuse qui l'accompagne dans le végétal.

Le *Sirop de Scillitine* de M. MANDET est indiqué dans un grand nombre d'affections que nous n'avons aucun besoin de désigner aux Médecins; ils savent d'avance quelles sont les maladies où un diurétique si puissant peut avoir une action directe et médicatrice!

Nous félicitons M. MANDET d'avoir invoqué le secours des praticiens pour pouvoir juger sur les faits la valeur thérapeutique de sa préparation; les témoignages ne lui ont pas manqué de ce côté, et il a droit d'espérer qu'ils se multiplieront pour le récompenser.

A Monsieur Mandet.

MONSIEUR,

J'ai fait dans ces dernières années un usage fréquent de votre *Sirop de Scillitine*. Je l'ai employé dans l'anasarque et dans quelques hydropisies partielles ; j'ai été très satisfait de son emploi. De toutes les préparations diurétiques, je n'en connais aucune qui provoque la diurèse d'une manière aussi sûre et aussi prompte. Aussi je le considère comme un médicament appelé à rendre de grands services lorsqu'il sera connu d'un plus grand nombre de praticiens.

Veuillez recevoir, etc.

A. GONNET, *docteur-médecin.*

Bois-d'Oingt (Rhône), 9 juin 1852.

Je me fais un devoir de déclarer que j'ai employé avec un succès curatif vraiment remarquable les préparations de *Scillitine* de M. MANDET, pharmacien à Tarare, et que ce remède administré sous la forme de pilules et de sirop, m'a souvent réussi dans des cas d'hydropisies désespérées, alors que tous les autres agents thérapeutiques, diurétiques et hydragogues n'avaient produit aucun effet salutaire. Cette attestation est délivrée dans l'intérêt de la science et de la vérité; je désire qu'elle puisse concourir à favoriser l'emploi d'une substance destinée à rendre de véritables services à la pratique médicale.

F. MÉZIAT, *docteur-médecin.*

Panissières (Loire), le 24 juin 1852.

Depuis un an environ que j'ai connaissance du *Sirop de Scillitine*, préparé par M. MANDET, je l'ai employé avec le plus grand succès dans toutes les hydropisies symptomatiques, tant générales que partielles. Ses effets diurétiques sont incontestablement supérieurs aux effets de tous les autres médicaments employés dans ce but.

Je l'ai aussi employé dans les bronchorrhées et les bronchites chroniques comme expectorant, et j'ai constaté qu'il était très efficace à la dose seulement de quelques cuillerées à café dans la journée.

En foi de quoi j'ai cru devoir délivrer le présent certificat.

G.-E. STARD, *docteur-médecin.*

Tarare, le 18 juin 1852.

Le *Sirop de Scillitine*, préparé par M. MANDET, pharmacien à Tarare, est un agent thérapeutique recomman-
dable.

Je l'ai employé avec succès dans les cas où il fallait
augmenter l'action des vaisseaux absorbants et des voies
urinaires, dans l'hydropisie passive, comme anasarque,
infiltration des pieds, épanchement séreux dans la cavité
pectorale des personnes âgées, lorsque ces symptômes
ne proviennent pas d'une pléthore générale : son action
est puissante.

En foi de quoi je délivre le présent à son auteur,
comme justement mérité.

MICHNIEWSKI, *docteur-médecin.*

Tarare, le 24 juin 1852.

Je soussigné, docteur en médecine, certifie avoir employé le *Sirop de Scillitine* de M. MANDET dans les cas
d'hydropisies générales et partielles, et en avoir toujours obtenu les résultats les plus avantageux.

VIDAL, *docteur-médecin.*

Tarare, le 21 juin 1852.

Je soussigné, docteur en médecine, certifie avoir fait
un usage fréquent du *Sirop de Scillitine*, préparé par
M. MANDET, pharmacien à Tarar; c'est un diurétique
puissant, appelé à combattre avantageusement les hydropisies symptomatiques, soit partielles, soit générales.

En foi de quoi j'ai délivré le présent certificat dont
j'atteste le contenu sincère et véritable.

CHANEL,
Médecin de l'hôpital civil de Tarare, mem-

bre correspondant de la Société nationale de médecine de Lyon et du Conseil d'hygiène publique et de salubrité de l'arrondissement de Villefranche.

Fait à Tarare, le 3 juillet 1852.

Avant que j'eusse connaissance de votre Sirop, j'avais presque abandonné dans ma pratique les préparations de scille, à cause de son âcreté et de son action délétère sur l'estomac. Depuis, m'étant assuré de l'innocuité de votre *Sirop de Scillitine* sur l'organe de la digestion, je déclare l'avoir prescrit et le prescris même très souvent, avec le plus grand succès, dans plusieurs cas d'anasarque, et qu'il m'a paru satisfaire aux indications que je voulais remplir.

Veuillez, etc.

TERLON, *docteur-médecin.*

Neulise (Loire), le 12 avril 1854.

Monsieur,

Je suis très heureux de pouvoir vous donner l'attestation que vous me demandez, et je vous l'adresse immédiatement.

Je crois que ce médicament est appelé à prendre une place importante dans la thérapeutique. Les maladies dans lesquelles il m'a le mieux réussi, sont : les ascites idiopathiques, les anasarques symptomatiques d'une affection du cœur et du poumon.

Ses effets les plus remarquables et les plus constants sont : une augmentation de la sécrétion urinaire, une diminution de la fréquence du pouls.

Un cas de tumeur abdominale avec épanchement a été notablement amélioré sous l'influence du sirop de Scillitine.

Agréez, etc.

MALMENAIDE, *docteur-médecin.*

Thiers, 5 octobre 1857.

Monsieur,

Quand j'ai reçu comme médecin le prospectus de vos Pilules de Scillitine, je me suis rendu compte des effets qu'elles pouvaient produire dans l'asthme humide, catarrhe, laryngo-bronchique.

Je les ai essayées sur moi-même, atteint que je suis de cette affection, et je reste convaincu que la scille, ainsi préparée, peut être très utile. Je vous prie, Monsieur, de m'envoyer six flacons pilules de Scillitine pour mon usage.

Veuillez, etc.   GARON, *docteur-médecin*.

Paris, le 28 mars 1854.

Le Corps médical nous permettra de reproduire ici quelques lettres distraites de notre volumineuse correspondance et provenant de malades qui, sur la prescription de leur médecin, ont pu constater les heureux effets de notre Sirop de Scillitine.

Monsieur,

Votre Sirop de Scillitine a produit un si merveilleux effet sur M. Barral, qui avait les jambes et les cuisses extrêmement enflées, qu'un Monsieur de Saint-Jean-de-Maurienne me prie de vous en demander quatre flacons.

Inutile de vous dire que je compte sur votre exactitude : vous connaissez. Monsieur, l'impatience des malades.

Recevez, etc.   Gabriel BARRAT.

Épierre, 21 juin 1852. Province de Maurienne, (Savoie).

Monsieur,

Sur la recommandation de M. Côte, de Lyon, nous avons essayé votre Sirop de Scillitine dont il nous avait envoyé deux flacons. Notre malade commence à en ressentir de bons effets, et, pour continuer le traitement, je viens vous prier de m'en expédier encore deux flacons le plus tôt possible.

Recevez, etc.

E. POULAIN,
Directeur de la Compagnie d'assurances maritimes
La Vigie.

Paris, le 22 février 1858.

Monsieur,

On m'a beaucoup parlé de votre Sirop de Scillitine : il produit, m'assure-t-on, d'excellents effets. Je vous serais infiniment obligé de vouloir bien m'en adresser deux flacons, contre remboursement, à l'adresse indiquée.

Recevez, etc.

Vicomte Adolphe DU PONCEAU.

La Villenière, par le Lion-d'Angers, 27 septembre 1854
(Maine-et-Loire).

———

La Faculté de médecine de Paris vient de poser comme sujet de prix la question suivante :

« *De l'action des diurétiques dans les maladies du cœur.* »

Il est certain que le premier agent diurétique qui est, sans contredit, la scille, sera aussi un des premiers à examiner dans la solution de la question.

Cette question se trouve traitée dans tous les ouvrages de thérapeutique comme elle l'est dans l'esprit de tout praticien qui a l'expérience des affections du cœur.

Paris. — Imp. de Moquet,
rue des Fossés-Saint-Jacques, 12.

Quel est le premier effet des diurétiques? n'est-ce pas d'exercer une action sédative sur la circulation et par conséquent sur les mouvements du principal organe de cette grande fonction? est-ce que la digitale au fond n'est pas un médicament à propriétés diurétiques? il faudrait même voir si tous les antispasmodiques du cœur ne sont pas susceptibles de produire dans l'organisme un mouvement diurétique.

Il est certain donc que le sujet de prix, posé cette année par la faculté de médecine de Paris, vient fort à propos pour établir scientifiquement ce que le médecin connaît comme résultat de sa pratique.

Ce qu'il y a de positif, c'est que la scille à titre de premier diurétique, doit prendre dans la solution de cette question de prix une place très importante.

Nous l'avons toujours pressenti, et beaucoup de médecins n'apprendront rien le jour où ils liront que notre préparation de scillitine a des vertus sédatives d'autant plus actives qu'elles sont le produit de la substance qui occupe le premier rang parmi les agents à propriété diurétique.

Les conditions de maturité particulières que réclame l'oignon de Scille, les manipulations délicates qu'exige la préparation de la Scillitine, et la possibilité de voir la spéculation livrer, au commerce de la pharmacie, de la Scillitine impure et contenant de la Skulléine, nous ont porté à nous livrer à la fabrication spéciale de ce produit : préparé en grand à l'aide d'appareils à vapeur perfectionnés, il offrira à la pratique médicale toute sécurité dans son emploi. Pour obtenir la garantie de notre cachet, nous prions MM. les Médecins de vouloir bien ajouter le nom de l'inventeur après celui de chaque préparation de Scillitine qu'ils jugeront convenable de prescrire.

La poste se chargeant des pilules, nous les enverrons *franco* aux médecins qui voudraient en essayer l'emploi.

Toutes les demandes doivent être adressées à Paris.

A M. ADRIAN, pharmacien, dépositaire général.

Rue Coquillière, 23.

Paris. Imp. Moquet, rue des Fossés-Saint-Jacques 11.

O